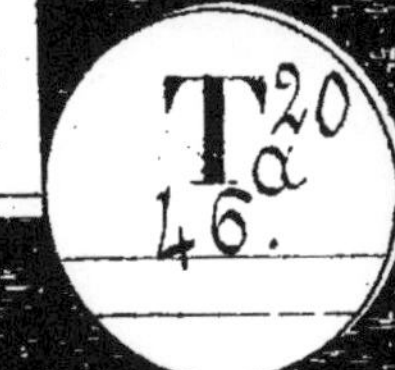

PUBLICATIONS DU *PROGRÈS MÉDICAL*

CONTRIBUTION

A

L'ANATOMIE DU GENOU

Tubercules sus-condyliens et fosses sus-condyliennes du fémur.
Insertions supérieures des jumeaux.
Ligament postérieur de l'articulation du genou.

PAR

Le Dr Paul POIRIER

PROSECTEUR A LA FACULTÉ
MEMBRE DE LA SOCIÉTÉ ANATOMIQUE

PARIS

AUX BUREAUX DU
PROGRÈS MÉDICAL
14, rue des Carmes, 14

A. DELAHAYE & E. LECROSNIER
ÉDITEURS
Place de l'École de Médecine.

1886

PUBLICATIONS DU *PROGRÈS MÉDICAL*

CONTRIBUTION

A

L'ANATOMIE DU GENOU

Tubercules sus-condyliens et fosses sus-condyliennes du fémur.
Insertions supérieures des jumeaux.
Ligament postérieur de l'articulation du genou.

PAR

Le Dr Paul POIRIER

PROSECTEUR A LA FACULTÉ
MEMBRE DE LA SOCIÉTÉ ANATOMIQUE

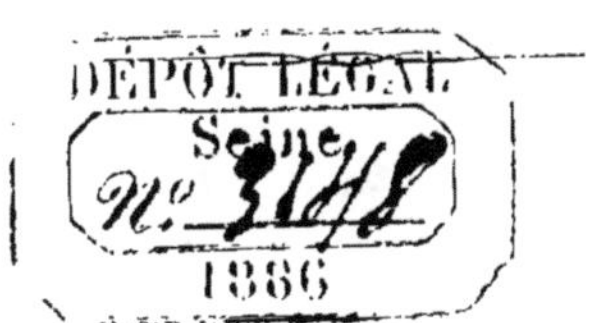

PARIS

AUX BUREAUX DU
PROGRÈS MÉDICAL
14, rue des Carmes, 14

A. DELAHAYE & E. LECROSNIER
ÉDITEURS
Place de l'École de Médecine.

1886

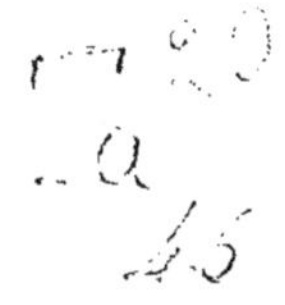

CONTRIBUTION

A L'ANATOMIE DU GENOU

Tubercules sus-condyliens et fosses sus-condyliennes du fémur. Insertions supérieures des jumeaux. Ligament postérieur de l'articulation du genou.

Lorsqu'on regarde par sa partie postérieure l'extrémité inférieure d'un fémur, on voit un triangle osseux isocèle dont la bifurcation de la ligne âpre forme le sommet et les côtés et dont la base est limitée par les condyles que sépare l'échancrure inter-condylienne. Dans l'aire de ce triangle — *plan poplité*, — on peut remarquer, au-dessus de chaque condyle, des rugosités osseuses, — *tubercules sus-condyliens*. Elles sont assez accentuées au-dessus du condyle interne, — *tubercule sus-condylien interne*, — tandis que, beaucoup moins prononcées au-dessus du condyle externe, elles méritent à peine le nom de *tubercule sus-condylien externe*.

Ces tubercules sus-condyliens n'ont pas obtenu toute l'attention dont ils sont dignes. J'ai dû m'en apercevoir au cours de recherches sur les bourses séreuses de la région.

Ayant eu alors l'occasion de disséquer environ deux cents fois et avec la plus grande attention le creux poplité, il m'est arrivé encore de relever certaines particularités anatomiques relatives à l'insertion des muscles jumeaux, à la manière, très intéressante pour l'anatomiste comme pour le clinicien, dont la synoviale du genou se comporte à ce niveau, et la disposition véritable du ligament postérieur de l'articulation du genou.

Après la dissection est venue la consultation bibliographique, suivant l'ordre ordinairement adopté, quand l'inverse serait si logique ; et j'ai trouvé qu'une partie des faits que je croyais nouveaux avait été signalée dans une monographie de Gruber, publiée à Prague en 1853 ; c'est l'accident ou plutôt l'événement ordinaire de toute recherche bibliographique.

Une connaissance très précise de l'ostéologie de la région

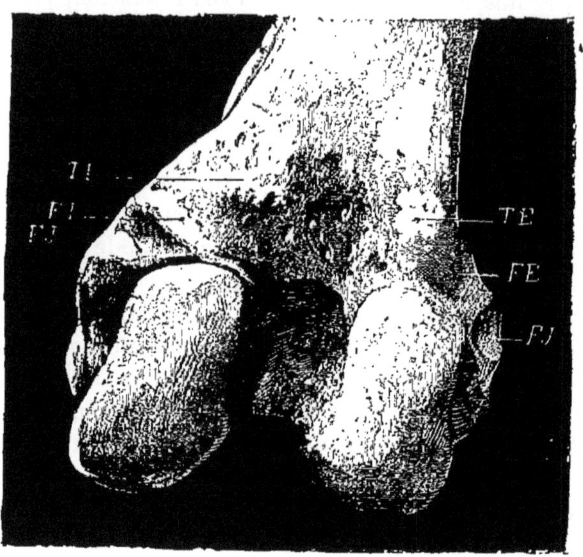

Fig. 1.

étant indispensable à l'intelligence des faits que je me propose d'exposer, je l'étudierai d'abord.

1. TUBERCULES SUS-CONDYLIENS ; — FOSSES SUS-CONDYLIENNES.

A un centimètre environ au-dessus du condyle interne (*fig.* 34), on rencontre le tubercule sus-condylien interne (T. I.). Ce tubercule plus ou moins développé suivant les sujets, mais d'existence constante, présente ordinairement l'aspect d'une saillie rugueuse, de forme triangulaire, à base inférieure, parallèle au bord postérieur cartilagineux du condyle. Sa surface est rugueuse, striée verticalement de fossettes creusées par quelque insertion, car elles n'offrent point de pertuis vasculaires ; on y voit aussi vers le tiers interne plusieurs de ces gros trous veineux si nombreux à la base du plan poplité. C'est en somme une éminence triangulaire très déprimée et rugueuse dont les bords ont de dix à douze millimètres de longueur et même plus pour l'interne qui descend souvent vers l'échancrure inter-condylienne. La saillie du tubercule sus-condylien au-dessus du plan poplité est très variable ; toujours aisément appréciable, elle varie le plus souvent entre deux et cinq millimètres. Mais elle peut s'élever bien au delà, au point de devenir appréciable même sur le vivant, au dire de Hyrtl et de Gruber (Hyrtl, *Wiener Sitzungsber.* XXXI, p. 231 ;— Gruber, *Oesterr. Zeitschr. für prakt. Heilk.* 1853, n° 1).

Immédiatement au-dessous du tubercule sus-condylien, entre ce tubercule et le bord postérieur cartilagineux du condyle interne, on trouve la *fosse sus-condylienne interne* (F. I.). C'est plutôt une simple dépression qu'une fosse ; irrégulièrement quadrangulaire, à contours arrondis, plus allongée dans le sens transversal que dans le vertical, la fosse sus-condylienne est limitée en haut par la base du tubercule sus-condylien, en bas par une ligne rugueuse qui part de la tubérosité du condyle interne et va rejoindre le bord cartilagineux du condyle au point où ce bord obliquement ascendant devient transversal ; en dehors (1), elle finit nettement à la lèvre interne de la ligne âpre, tandis qu'en dedans elle se prolonge plus ou moins vers l'échancrure inter-condylienne. Bord postérieur du condyle, fosse sus-condylienne, base du tubercule sus-condylien, sont ainsi superposés verticalement et parallèlement.

A regarder de près, la fosse sus-condylienne n'est point exactement transversale, mais un peu oblique de haut en

---

(1) Le désir d'être clair m'a engagé à qualifier les diverses parties de la région suivant leurs rapports avec le grand axe du creux poplité.

bas et de dehors en dedans. Peu profonde, quoique facilement visible sur le plus grand nombre des fémurs, elle a de 7 à 9 millimètres de hauteur, à sa partie externe, la plus grosse et seulement de 4 à 5 vers son extrémité interne. Je l'ai vue séparée du bord postérieur du condyle par une crête osseuse linéaire et dans ce cas l'insertion supérieure du jumeau interne réalisait parfaitement l'insertion par une pyramide creuse que je lui décrirai plus loin. Toujours la fosse sus-condylienne contient un organe séreux, soit sous forme de bourse séreuse isolée, soit beaucoup plus fréquemment sous la forme d'un prolongement de la synoviale du genou.

Au-dessous et en dedans de la crête mousse qui va de la tubérosité du condyle interne au bord postérieur de ce condyle est une fossette triangulaire (F. J.), petite, mais nettement imprimée, à surface lisse, jaunâtre, peu excavée et dépourvue de tout orifice vasculaire, c'est *la fossette d'insertion du jumeau interne*, qui ne donne insertion en réalité qu'au tiers interne de ce muscle, comme je le dirai par la suite. On la décrit d'ordinaire avec la face sous-cutanée du condyle interne, mais elle regarde directement en arrière et appartient plutôt à la face postérieure du fémur.

La même description est applicable aux parties qui s'étagent au-dessus et autour du condyle externe ; là encore on retrouve : *le tubercule sus-condylien externe* (T. E.), la fosse de même nom (F. E.) et la fossette du jumeau externe à laquelle s'insère le principal, mais non l'unique tendon de ce muscle.

Seulement toutes ces parties ont subi une sorte d'effacement et sont fort réduites : le tubercule sus-condylien externe, encore visible et tangible sur la plupart des fémurs, est cependant beaucoup moins prononcé que l'interne ; la fosse sus-condylienne est aussi moins marquée ; seule la facette du jumeau externe dessine son empreinte triangulaire aussi nettement que l'interne ; mais elle n'appartient plus à la face postérieure de l'os, étant rejetée à peu près complètement sur la face superficielle du condyle externe et regardant ainsi plus en dehors qu'en arrière.

2. INSERTIONS SUPÉRIEURES DES JUMEAUX.

On s'accorde à dire que l'insertion des jumeaux se fait par un gros tendon aplati sur la facette triangulaire, petite et bien marquée, de la face sous-cutanée de chaque condyle. Cependant nos anatomistes indiquent presque tous que le jumeau *interne* naît en outre directement de la partie du fémur qui est située en dedans du tendon d'origine (Sappey) ou d'une surface rugueuse qui termine la bifurcation interne de la ligne âpre (Cruveillier). Or, cette dernière insertion à la face postérieure du fémur, n'a certainement pas été vue dans sa totalité; tenue pour accessoire, elle me paraît d'importance égale, sinon supérieure à celle qui se fait dans la fossette du jumeau; et cela est vrai, non seulement pour le jumeau *interne* mais encore pour le jumeau *externe*.

Le muscle jumeau interne naît de tout le pourtour de la fosse sus-condylienne, c'est-à-dire de la facette condylienne et du tubercule sus-condylien par une sorte de *capot tendineux* qui coiffe la saillie condylienne. Cette pyramide ou plutôt cette tente d'insertion est formée de trois faisceaux, qui, divergents à leur insertion fémorale, se rencontrent et se réunissent bientôt derrière la face postérieure cartilagineuse du condyle. — Le faisceau tendineux moyen (*fig.* 35 F.M.) prend son insertion sur toute la surface tuberculeuse par de gros trousseaux aponévrotiques que séparent des lobules adipeux, mous et flottants, des vaisseaux, et très souvent des bourgeons synoviaux. De là, ce faisceau descend verticalement et est bientôt rejoint par le faisceau externe (F. E.), né de la fossette condylienne; celui-ci, moins épais, mais plus dense et nacré vient s'unir au faisceau médian en contournant la saillie du condyle par un trajet curviligne. — Un troisième faisceau d'origine complète, l'insertion trifoliée du jumeau interne, c'est le *faisceau interne* (F. I.) : il naît de ce bord interne du tubercule qui se prolonge vers l'échancrure inter-condylienne ; de cette insertion linéaire toutes ses fibres descendent parallèlement en bas et en dedans, formant une sorte de palissade fibreuse qui ferme bien la fosse sus-condylienne de ce côté.

En somme, le muscle jumeau interne s'insère sur un espace osseux de figure angulaire dont le tubercule sus-condylien forme le sommet, et son triple tendon d'origine

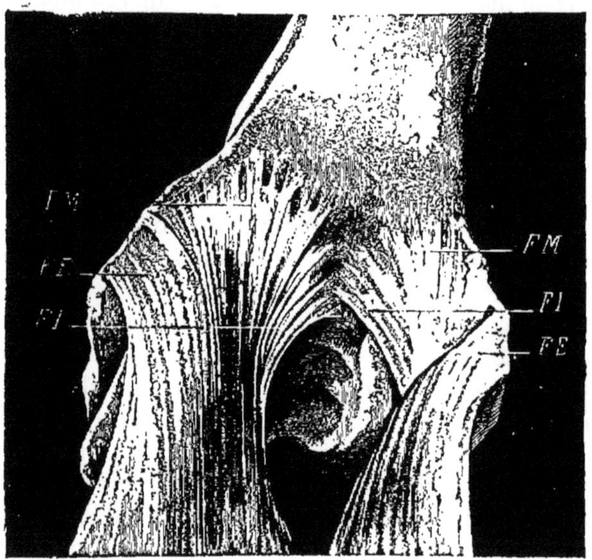

Fig 2.

recouvre la fosse sus-condylienne et le condyle à la façon d'un toit. Les faisceaux médian et interne sont contigus ; l'espace angulaire qui sépare le médian et l'externe peut être occupé par une lamelle tendineuse, mince et perforée, ou par une arcade aponévrotique sous laquelle passent de petits vaisseaux, quelquefois par la lamelle et l'arcade superposées. — J'insiste sur les trous dont est perforé çà et là le toit tendineux d'insertion du jumeau ; à l'état normal ils laissent passer de petits pelotons adipeux qui sortent et rentrent alternativement suivant les mouvements de la jointure ; mais il n'est pas rare d'y rencontrer des bourgeons ou procès synoviaux qui sont l'origine d'une variété de kystes poplités, variété mal connue, si tant est qu'elle ait été signalée. (J'ai eu récemment l'occasion d'en présenter un beau cas à la *Société anatomique*, séance du 26 janvier 1886).

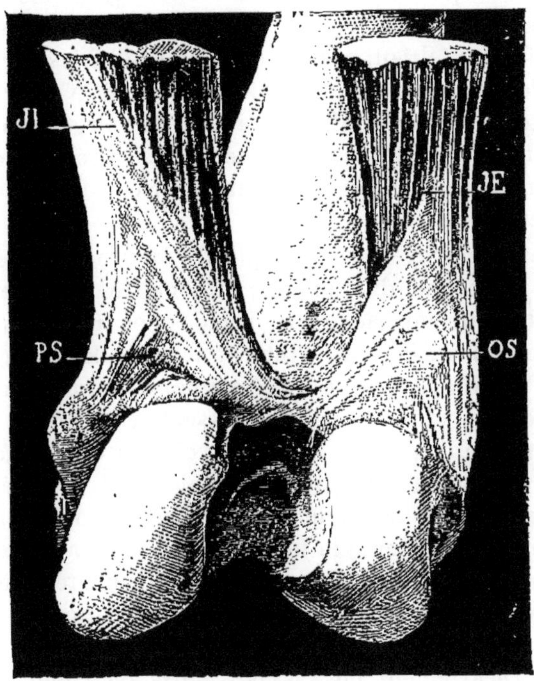

Fig. 3.

Les faisceaux médian et externe, séparés d'abord, s'unissent bientôt en un tendon commun qui descend très bas sur le bord interne du muscle et qui est séparé du tendon demi-membraneux par une bourse séreuse, *verticale* et constante. Les fibres musculaires naissent de toute la hauteur de ce tendon commun, cependant les plus externes naissent directement et très haut des faisceaux internes du tendon moyen. Les fibres musculaires qui naissent du tendon interne se comportent différemment : ce tendon est formé, comme on sait, d'une haie fibreuse à fibres parallèles ; les faisceaux musculaires naissent de ces fibres, à environ 12 à 15 millimètres de leur insertion à l'os, et ils composent ainsi un plan musculaire qui s'applique au corps charnu et descend ainsi, gardant son individualité jusqu'à la partie moyenne du mollet ; pour bien voir ce faisceau interne, formé d'un plan musculaire succédant au plan fibreux, il faut écarter de l'axe poplité les corps charnus des jumeaux ; il apparaît alors avec la plus grande netteté. Le même artifice permettra de voir, sur la plupart des sujets, les fibres tendineuses, grêles en général, qui vont du jumeau interne au ligament postérieur de l'articulation du genou.

Il est un moyen fort simple de mettre en évidence la triple insertion du jumeau ; il consiste à renverser en haut le bout supérieur du muscle coupé transversalement un peu au-dessous de l'interligne articulaire du genou. Pour relever le muscle ainsi coupé, il faut diviser avec le scalpel les adhérences qui unissent ses bords et sa face profonde aux parties fibreuses voisines et sous-jacentes. Le muscle ayant été complètement relevé, jusqu'à ce que sa face postérieure s'applique à celle du fémur, on verra, comme le représente la figure 36, ses faisceaux externe et interne former avec le tendon comme un λ tendineux. La synoviale du genou recouvre cette bifurcation du tendon ; elle se déprime ou s'enfonce plus ou moins profondément dans l'écartement de ses faisceaux. Sa conduite, à ce niveau, varie d'ailleurs avec les sujets.

Tantôt elle passe seulement au-devant des tendons et de l'angle qui résultent de leur écartement, se réfléchissant pour aller au bord postérieur cartilagineux du condyle. Dans ces cas, la tente fibreuse d'insertion du jumeau devient une pyramide creuse complètement fermée et la fosse sus-condylienne, transformée en espace clos, loge avec des pelotons adipeux un organe de glissement que Grüber a décrit sous le nom de *bourse séreuse sus-condylienne* (B. S. C., *fig.* 37.). Un peu plus souvent, le feuillet synovial réfléchi présente un ou plusieurs trous (P. S. *fig.* 36), par lesquels la synoviale s'enfonce dans la fosse sus-condylienne pour tapisser la face interne ou profonde des 3 tendons d'origine du jumeau. Mais, dans le plus grand nombre des cas, la synoviale ne se réfléchit pas au-devant de l'angle d'écartement des tendons ; elle s'y

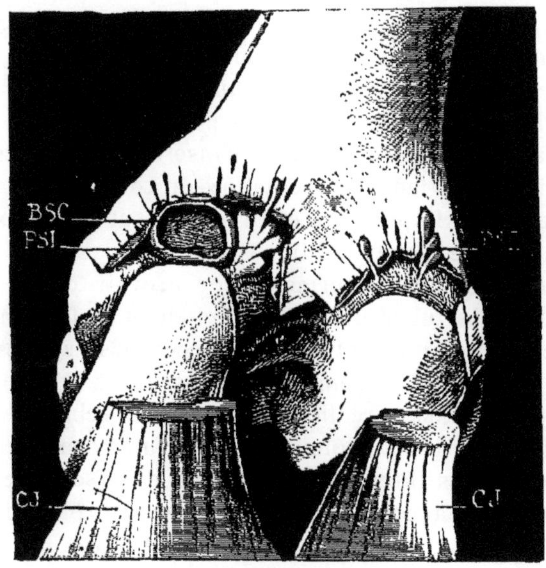

Fig. 4.

enfonce franchement pour gagner la fosse sus-condylienne. J'ai injecté au suif une centaine de synoviales du genou; j'en ai disséqué au moins autant qui n'avaient pas été injectées; et j'ai pu voir dans les deux tiers des cas, l'existence de ces prolongements de la synoviale (P.S.I. *fig.* 37) ou *procès synoviaux sus-condyliens*. Ils peuvent remplacer la bourse séreuse sus-condylienne ou compliquer la disposition de cette bourse dont la surface, au lieu d'être arrondie, se hérisse alors de petits bourgeons synoviaux, ou bien enfin ils existent en même temps que la bourse, mais sont indépendants d'elle ; ils sont alors situés en général à sa partie interne. J'ai montré à la Société anatomique des exemples de ces diverses variétés.

L'existence et la disposition de ces prolongements de la synoviale du genou, qui peuvent être considérés comme normaux puisqu'ils existent dans plus des deux tiers des cas, éclairera la pathogénie de certains kystes poplités.

L'insertion du jumeau externe rappelle par sa disposition générale et par ses détails l'insertion du jumeau interne. Même origine par un triple tendon s'insérant aux mêmes points des parties péri-condyliennes de l'os. Le faisceau externe, qui va s'insérer à la facette triangulaire de la face sous-cutanée du condyle, paraît l'emporter ici en importance et en solidité sur les deux autres faisceaux, le moyen et l'interne.

L'ostéologie nous permettait de prévoir ce fait en nous montrant le tubercule sus-condylien et la fosse sus-condylienne notablement moins accentués au-dessus du condyle externe. Cependant les faisceaux d'origine, moyen et interne, existent réellement, et s'ils ont échappé jusqu'ici à l'attention des anatomistes, c'est qu'ils sont recouverts, un peu par les fibres musculaires nées du faisceau tendineux externe et beaucoup par le corps charnu du plantaire grêle.

Le plantaire grêle s'insère principalement sur la coque condylienne externe, mais ses fibres les plus superficielles vont s'insérer plus haut, jusqu'à la partie terminale de la bifurcation externe de la ligne âpre, passant et s'insérant sur les faisceaux tendineux internes du jumeau. Lorsque le plantaire grêle est normalement développé, ses fibres supérieures cachent donc les insertions du jumeau externe; il est nécessaire d'enlever complètement le plantaire pour les bien mettre en évidence. Je note encore que ces tendons, une fois découverts, s'engagent sous l'arcade musculaire qui fait suite au tendon externe et ne paraissent pas se continuer avec les fibres musculaires du jumeau ; ils semblent bien plutôt faire partie de la coque condylienne externe avec laquelle ils ont été décrits. Il n'en est rien et il suffit, pour s'assurer que cette continuité est bien réelle, de relever le jumeau transversalement coupé. On verra alors très nettement, comme le montre la figure 36, le tendon qui occupe la face inférieure du muscle se bifurquer en λ tendineux comme le tendon du jumeau interne.

Un peu au-dessus du point de bifurcation, l'os sésamoïde qui occupe assez souvent l'épaisseur du tendon, peut être vu par transparence ; dans l'écartement des deux branches du tendon, la synoviale se déprime et se perfore quelquefois pour former ou une bourse séreuse, ce qui est extrêmement rare, ou des procès synoviaux analogues à ceux que j'ai signalés en étudiant l'insertion du jumeau interne (fig. 37, P. S. E.). Mais ici ces organes de glissement sont plus rares et beaucoup moins développés qu'à l'insertion du jumeau interne. Je ne crois pas que leur présence ait jamais été signalée. Cependant on les rencontre dans un tiers des cas environ ; ils peuvent être fort développés et acquérir une longueur de deux ou trois centimètres. Plusieurs des pièces que j'ai injectées démontrent qu'ils peuvent être le point de départ de kystes poplités, au même titre que les procès synoviaux internes.

Ces détails de l'insertion des jumeaux n'ont point surpris le sens anatomique de M. Farabeuf, à qui je les ai montrés. Je lui dois cette remarque instructive : que la plupart des muscles qui vont s'insérer au pourtour d'une articulation douée de mouvements étendus et énergiques, ont une insertion multiple à tendons divergents. C'est ainsi que le demi-membraneux s'insère sur l'extrémité supérieure du tibia par une *griffe tendineuse* disposée de telle sorte que la force du muscle agisse spécialement par l'une ou par l'autre des branches de cette griffe, suivant l'attitude de la jambe. Dans l'extension complète ou presque complète qui correspond à la station debout, la branche directe, c'est-à-dire descendante et verticale est parfaitement et solidement disposée pour transmettre au tibia la force musculaire, il n'en est point ainsi pour la branche qui se réfléchit horizontalement et se repose, pour ainsi dire, dans la gouttière du condyle tibial interne. Mais lorsque la flexion de la jambe se prononce, pour que l'insertion directe descendante ne coure pas des risques notables de décollement, elle est soulagée, suppléée même, par la branche réfléchie, que la flexion a placée dans le prolongement de l'axe musculaire, et qui devient pour le moment l'unique tendon employé du demi-membraneux.

Ces considérations me paraissent applicables à la triple insertion des jumeaux : bien que leurs tendons soient moins bien séparés que ceux du demi-membraneux, ils n'en sont pas moins nettement divergents, puisque le moyen ou direct continue la direction du muscle, tandis que les deux autres, et surtout l'externe, se portent en avant et sur le côté du fémur, par un trajet curviligne.

Ce mode d'insertion me paraît encore avoir pour résultat de permettre aux jumeaux de conserver leur forme étalée en arrière des saillies condyliennes, quand la contraction tend à rassembler leurs corps charnus.

3. LIGAMENT POSTÉRIEUR DE L'ARTICULATION DU GENOU.

Rien de plus vague que ce que les anatomistes décrivent d'ordinaire sous le nom de ligament postérieur de l'articulation du genou. De forme très irrégulière et à limites vaguement arrêtées, il se composerait : 1° *d'une capsule fibreuse pour chaque condyle* ; 2° *d'un ligament postérieur médian.*

Il est aisé de démontrer que cette formule est inexacte et que le ligament qu'elle résume est insuffisant et ne mérite guère le nom de ligament postérieur.

« Les ligaments articulaires sont des liens fibreux destinés à unir les surfaces articulaires et à les maintenir dans leurs rapports naturels ; ils s'attachent solidement sur les os ; ils ont une structure spéciale (Sappey). »

Quelque attention qu'on apporte à cette étude, il est impossible de rien trouver qui réponde à cette définition

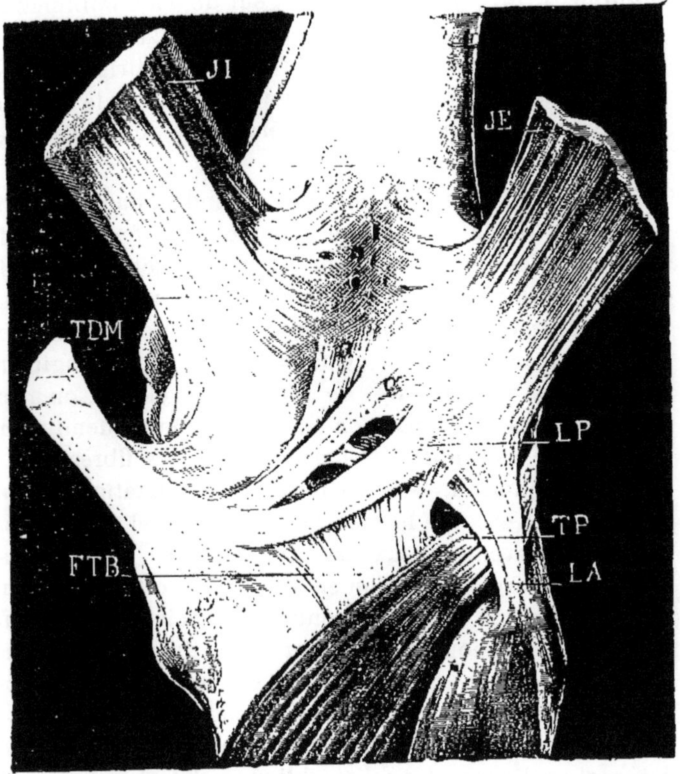

Fig. 5.

dans le plan fibreux sus-jacent aux condyles et à l'échancrure inter-condylienne. En réalité, voici ce que la dissection y révèle.

Les muscles qui viennent s'insérer aux quatre coins postérieurs de l'articulation du genou envoient tous en dedans des expansions tendineuses destinées à combler et à fermer l'échancrure inter-condylienne. La principale de ces expansions, émanée du tendon demi-membraneux, est bien connue : plus large et plus brillante que les autres, elle a accaparé l'attention sous le nom de *ligament poplité oblique* (L. P., *fig.* 40). D'une largeur de 5 à 8 millimètres, elle se détache du tendon au niveau de la partie postérieure de la tubérosité interne du tibia et se dirige obliquement en haut et en dedans jusque vers le condyle externe, au niveau duquel ses fibres se terminent de façons assez différentes.

Les unes, en très petit nombre, se rendent dans la partie inférieure de la coque condylienne à la formation de laquelle elles concourent; la plupart se jettent dans le noyau cartilagineux ou osseux du jumeau externe et se continuent par son intermédiaire avec les fibres tendineuses profondes de ce muscle. Quand le noyau cartilagineux manque, ce qui est rare, ou est peu développé, on peut voir les fibres de l'expansion aponévrotique du demi-menbraneux se continuer directement avec les fibres tendineuses du jumeau. — Pour faire ces constatations, il est nécessaire d'enlever le muscle plantaire grêle. — Quand ce noyau, devenu osseux, est très développé, — ce qui est loin d'être rare, quoi qu'on en ait dit,— il est osseux dans plus du tiers cas, et j'en ai montré à la société anatomique dont les dimensions dépassaient celles du pisiforme carpien, — il joue le rôle d'un véritable os sésamoïde développé au point de croisement des fibres tendineuses du muscle jumeau et de l'expansion du demi-membraneux. Dans tous les cas, ce ligament poplité oblique est fort mince ; son épaisseur est moindre que celle de l'expansion du biceps brachial, sa largeur aussi ; ses extrémités vont toujours se fixer à des parties tendineuses ou fibreuses également mobiles, si bien que le ligament s'allonge, se raccourcit ou change d'axe suivant les mouvements qu'on imprime aux muscles qu'il unit. Et, cependant, les anatomistes n'ont pas hésité à en faire *le faisceau principal* du ligament postérieur de la très serrée et très puissante articulation du genou.

D'autres fibres tendineuses partent encore du demi-membraneux, d'autant moins tendineuses qu'elles se détachent d'un point plus élevé du tendon ; il faut, pour les bien voir, soulever et attirer en arrière le demi-membraneux coupé à cinq ou six centimètres de son insertion tibiale. Elles naissent du tendon sur une hauteur de deux à trois centimètres : les unes composent un faisceau, supérieur et parallèle au précédent, dont les fibres vont se perdre sur la moitié supérieure de la coque condylienne et sur les insertions directes du jumeau externe ; les autres, plus profondes, se rendent à la coque condylienne interne et vers le fond de l'échancrure inter-condylienne : ce dernier faisceau a été signalé par M. le professeur Sappey.

Des expansions venues des jumeaux concourent à la formation du plan fibreux postérieur : on les verra en soulevant et en portant en dehors de l'axe poplité les faisceaux internes d'origine de ces muscles. Très déliées en général, elles se portent en bas et en dedans, convergeant vers l'échancrure ; elles s'entrecroiseront en sautoir avec les précédentes plus superficielles. — Je ne crois pas qu'il en ait été fait mention. — Enfin, le plantaire grêle donne très souvent quelques fibres tendineuses qui se confondent avec celles venues du jumeau externe.

J'omets à dessein des lamelles celluleuses plus superficielles qui se perdent sur les vaisseaux poplités et qui m'ont paru venir de l'aponévrose d'enveloppe des jumeaux.

Toutes ces expansions ont l'aspect brillant, tendineux ; il en est tout autrement de lamelles fibreuses, en général peu épaisses, qui se détachent des aponévroses et des os voisins pour concourir avec les précédentes à la formation du plan fibreux dit ligament postérieur. D'apparence celluleuse et de couleur grisâtre, ces lames viennent des aponévroses latérales et des os. Deux d'entre elles méritent peut-être une mention particulière. La première est formée par un groupe de fibres qui naissent de la tubérosité interne du tibia, en dedans de l'insertion directe du demi-membraneux (F.T. B., *fig.* 40) irradiant de là en éventail dont les branches internes vont à la coque condylienne, dont les médians s'engagent sous l'expansion rubanée du demi-membraneux, et dont les externes se portent en dehors. Ces dernières rejoignent au-dessus du poplité un faisceau curviligne, né de la tête péronéale entre l'insertion du biceps et l'origine du soléaire ; leur anastomose forme le ligament arciforme (ligamentum popliteum arcuatum) de quelques auteurs (L. A., *fig.* 40), sous l'arcade duquel s'engage le tendon du muscle poplité. Il convient d'ajouter que ce ligament n'est pas constant ; — qu'il adhère intimement au tendon poplité, si bien qu'il est difficile de dire si les fibres qui le continuent pour aller au fond de l'échancrure, après qu'il a passé sur ce tendon, appartiennent au tendon ou au ligament ; — enfin, qu'il est beaucoup trop faible pour jouer le rôle de ligament dans les grands mouvements du genou. Henle pense qu'il a pour fonction d'empêcher l'accolement du tendon poplité au condyle dans l'extension complète et de maintenir ainsi toujours béant le canal poplité qui descend le long de ce tendon jusque dans le prolongement poplité de la synoviale du genou.

J'ai passé en revue toutes les parties qui concourent à la formation du ligament postérieur. Aucune d'elles ne répond à l'idée qu'on doit se faire d'un ligament articulaire ; prises en masse, elles n'y répondent pas davantage. A la vérité j'ai omis de parler spécialement de ce que l'on décrit tantôt sous le nom de *coques*, tantôt sous le nom de *capsules condyliennes*. C'est qu'en réalité elles n'ont point d'existence indépendante, autonome ; étant seulement formées par quelques fibres des expansions tendineuses déjà signalées, auxquelles s'ajoutent des fibres nées de la face profonde des tendons jumeaux, surtout de l'externe et qui descendent sur les coques condyliennes par un trajet récurrent. J'y ai vainement cherché les fibres propres dont parlent certains auteurs (Cruveilher, Henle).

La trame que composent toutes ces fibres est d'ordinaire peu épaisse, et cependant on voit sur quelques sujets les coques condyliennes présenter une épaisseur de un à deux millimètres. En y regardant avec attention, on distinguera vite dans cette coque épaisse ce qui appartient à la trame fibreuse, ce qui appartient à la synoviale et l'on verra que la trame ligamenteuse, toujours très mince, recouvre une synoviale plus ou moins épaissie dont les couches profondes sont devenues cartilagineuses.

On sait fort bien maintenant,depuis les travaux de Hermann et Tourneux (*Gaz. méd.*, Paris, 1880, p. 247) et le travail plus récent de Renault (de Lyon) (communiqué à la dernière session de l'association française pour l'avancement des sciences),que le revêtement épithélial des bourses séreuses et des synoviales articulaires ne répond pas à un épithélium vrai. « C'est une couche formée d'une substance fondamentale, homogène, légèrement granuleuse, parfois striée, englobant dans son épaisseur des cellules cartilagineuses. » Elle est tout à fait semblable, dit Renault, à la bande molle de Luschka qui limite les cartilages diarthrodiaux.

Donc, point ou très peu de coques fibreuses ; et d'ailleurs, ne voit-on pas les tendons jumeaux élargis se comporter à l'articulation du genou, comme les tendons des muscles qui vont s'insérer aux tubérosités humérales se comportent à l'articulation de l'épaule. La face profonde de ces tendons devenus intra-articulaires est tapissée au genou comme à l'épaule par une couche synoviale ; or, il est aisé de voir et même quelquefois de séparer à la face profonde des jumeaux devenus intra-articulaires, ce feuillet synovial épaissi et devenu cartilagineux.

On connait les rapports, le plus souvent étroits, des ligaments articulaires avec les synoviales qui tapissent d'ordinaire leur face profonde. Le faux ligament postérieur échappe encore à cette règle ; en effet, sa partie principale ou médiane n'entre pas en rapport avec la synoviale du genou ; elle en est séparée par toute la profondeur de l'échancrure inter-condylienne. Bien que le contraire ait été dit et même imprimé, la synoviale qui tapisse la face profonde des coques condyliennes se dirige en avant pour aller passer au-devant des ligaments croisés qu'elle laisse ainsi complètement en dehors de l'articulation. Sappey et Mathias-Duval décrivent avec soin ce trajet de la synoviale; Tillaux le représente dans une coupe schématique de l'articulation ; la synoviale est donc à plusieurs centimètres du ligament postérieur, et si cette disposition avait été bien présente à l'esprit de ceux qui ont écrit sur les kystes poplités, ils n'auraient sans doute pas dit que les kystes poplités par hernie articulaire sortent par les trous du ligament postérieur ni donné comme élément principal de diagnostic leur situation médiane.

J'ai disséqué deux cent cinquante genoux, j'en ai injecté au suif plus de cent et il m'a été donné de rencontrer sur ce nombre bien des kystes par hernie synoviale. Or, je n'ai vu que deux fois des hernies synoviales se faire jour par les trous du ligament postérieur ; encore venaient-elles par un trajet un peu oblique de cette partie de la synoviale qui tapisse les coques condyliennes. Cela n'est point pour surprendre lorsqu'on se rappelle que le faux ligament postérieur ne répond pas à la synoviale dans sa partie médiane.—Assez souvent ces hernies se font par une éraillure des coques condyliennes, parfois si minces ; beaucoup plus souvent elles ne sont que l'exagération de ces prolongements que la synoviale envoie normalement entre les gros faisceaux de l'insertion directe des jumeaux et surtout du jumeau interne. *Ces procès synoviaux* sont le point de départ de la variété la plus fréquente de kystes poplités par hernie synoviale.

L'étude anatomique nous a conduit à refuser le titre de ligament postérieur au plan fibreux que l'on a décrit jusqu'ici sous ce nom. Nous allons voir qu'au point de vue physiologique il ne mérite pas davantage ce nom.

Après Bonnet et Segond (1), j'ai répété l'expérience qui consiste à exagérer le mouvement d'extension du genou. Il était inutile de refaire après des expérimentateurs aussi habiles les expériences pratiquées sur des membres entiers. J'ai donc procédé autrement et de façon à bien voir quels ligaments limitent l'extension, quels s'opposent à l'exagération de ce mouvement. Dans ce but, j'ai expérimenté sur dix genoux ne gardant de leurs parties molles que les muscles jumeaux biceps et demi-tendineux; j'avais enlevé les vaisseaux poplités et le ligament postérieur était sous mes yeux.

La cuisse étant solidement fixée sur une table,je priais un aide d'appuyer progressivement sur la jambe, de façon à exagérer autant que possible l'extension directe. Dès les premières pressions, le ligament postérieur se tendait assez fortement, soulevé par les condyles sous-jacents, et tiraillé par les muscles allongés. Je le coupais transversalement et verticalement, dans toute son étendue, en priant l'aide de continuer une pression égale et j'observais attentivement ce qui allait suivre la section. Les lèvres de la section ligamenteuse s'écartaient de quelques millimètres, *mais la jambe demeurait au même degré d'extension complète, continuant toujours en droite ligne l'axe fémoral.* J'incisais alors le ligament croisé postérieur, et, tout d'un coup, sous la même pression de l'aide, l'extension, forcée cette fois, augmentait de plusieurs degrés, et la jambe formait avec la cuise un angle très ouvert en avant; cependant ce mouvement en avant s'arrêtait vite, après quelques degrés parcourus et je n'obtenais un angle franc du tibia avec le fémur, qu'après la section du ligament croisé antérieur. J'ai répété l'expérience sous une autre forme, remplaçant le scalpel par des pressions assez énergiques pour triompher des résistances ligamenteuses qui s'opposent à l'extension. Faisant ensuite l'autopsie des genoux ainsi

(1) Recherches cliniques et expérimentales sur les épanchements sanguins du genou par entorse, par P. Segond, Paris 1879.

forcés, j'ai constaté que le ligament postérieur demeurait souvent intact ou qu'il était seulement éraillé, tandis que, *constamment, le ligament croisé postérieur était arraché à son insertion fémorale et l'antérieur à son insertion tibiale.* Les ligaments latéraux étaient le plus souvent intacts.

Ce sont donc les ligaments croisés qui remplissent, au point de vue physiologique, l'office de ligament postérieur de l'articulation du genou.

N'en serait-il pas de même au point de vue anatomique? Je le crois et je vais essayer de le démontrer.

Il n'est pas nécessaire d'insister sur ce point que les ligaments croisés réalisent, au point de vue de la structure, le type des ligaments articulaires, autant que le ligament postérieur le réalise peu. Mais, dira-t-on, ils sont intra-articulaires. Je sais bien qu'ils sont souvent désignés sous ce nom ; ils ne le méritent d'ailleurs en rien, car ils sont parfaitement extra-articulaires et dans toute leur étendue; la synoviale passe au-devant d'eux les laissant tout à fait en dehors et en arrière de l'articulation, et il est aisé de les couper sans ouvrir l'article.

S'ils ont paru intra-articulaires, la faute en est aux saillies condyliennes et à l'excavation si profonde qui les sépare. Mais que l'on fasse abstraction de ces saillies, négligeables en l'espèce, ou mieux encore, qu'on les abatte d'un trait de scie continuant la surface du plan poplité et on verra alors les ligaments croisés que la scie a respectés allant du pourtour postérieur des surfaces articulaires fémorales au pourtour postérieur des surfaces articulaires tibiales; il me paraît difficile de définir autrement ou mieux le ligament postérieur de l'articulation du genou.

Peut-être objectera-t-on qu'il y a deux ligaments croisés. Je répondrai, d'abord : que ces ligaments sont en contact et souvent même en continuité par quelques-uns de leurs faisceaux internes; ensuite, qu'une ébauche assez avancée de ce dédoublement peut être observée dans les ligaments latéraux de la même articulation ; et enfin que ce dédoublement me paraît en rapport avec le dédoublement même de l'articulation qui, trochléenne à sa partie antérieure est devenue bi-condylienne, c'est-à-dire double à sa partie postérieure.

Je dirai donc pour conclure : les ligaments croisés représentent en anatomie morphologique et en physiologie le véritable ligament postérieur de l'articulation du genou ; le ligament, décrit jusqu'ici sous ce nom, n'est qu'un appareil accessoire, continuant en arrière la cloison sagittale et destiné à combler et à fermer l'excavation creusée par l'écartement des saillies condyliennes.

PARIS. — IMP. V. GOUPY ET JOURDAN, 71, RUE DE RENNES.

BIBLIOTHEQUE NATIONALE DE FRANCE
3 7531 03287090 0

www.ingramcontent.com/pod-product-compliance
Ingram Content Group UK Ltd.
Pitfield, Milton Keynes, MK11 3LW, UK
UKHW020400250726
13967UKWH00005B/2397